Das Teebaumöl-Buch

M. Kraus

Das Teebaumöl-Buch

Verlag Simon & Wahl

Das Teebaumöl-Buch

1.–10. Tausend, Juni 1996

Lektorat: Elke Freitag, Kipfenberg
Satz: Grafik-Satz-Druck Alexander Gajic, Ingolstadt
Druck: Fuldaer Verlagsanstalt GmbH

ISBN 3-923330-84-7

Inhalt

Einleitung

Die ätherischen Öle, mit ihren wohltuenden und heilenden Eigenschaften, sind in den letzten zehn Jahren immer mehr ins Bewußtsein der Menschen getreten.

Anfangs gab es nur wenige Öle, die allgemein bekannt waren, wie z. B. Pfefferminze, Eukalyptus oder Lavendel. Heute hat sich der Stand der Dinge vollkommen geändert. Zu dem Wissen über gängige Öle, wie Orange, Lemongras, Rosenholz, kamen rasch die ersten Berichte über sehr exotische Essenzen, etwa Ylang Ylang, Palmarosa, Vetiver etc.

Immer wieder tauchen aus der Schatzkiste der Natur Pflanzen auf, die zwar schon seit vielen Jahrhunderten bekannt sind, aber dann einen Dornröschenschlaf hielten. Bis endlich der Prinz kam, um sie zu erlösen. Beim Öl, dem dieses Buch gewidmet ist, war der Prinz ein englischer Seefahrer, der seinen Tee aus den Blättern einer uralten australischen Heilpflanze bereitete. Von dieser Begebenheit leitet sich ihr Name her: Teebaum.

Der Siegeszug des Teebaumöles ist beispiellos. Noch vor wenigen Jahren kannte kaum jemand diese Essenz. Wie ein Lauffeuer verbreitete sich dann die Kunde dieses „Wundermittels“. Berichte erschienen in Zeitschriften und im Fernsehen, die ersten Bücher kamen auf den Markt. Wobei diese Tatsache um so erstaunlicher ist, da es bisher nur über Lavendelöl eigenständige Bücher gab. Aber das ist nicht die einzige Verbindung, die zwischen Lavendel- und Tea Tree Öl besteht. Beide sind wahre Allheilmittel , die nicht hautreizend wirken, auf sanfte Weise Entzündungen hemmen, lindern, beruhigen, bei Bissen, Stichen und Wunden helfen, Verbrennungen abklingen lassen etc. Wegen dieser vielseitigen Verwendbarkeit sollte Tea Tree Öl in keiner Hausapotheke fehlen!

Mittlerweile gibt es auf dem Kosmetikmarkt schon die unterschiedlichsten Produkte mit Tea Tree Öl: Seife, Shampoo, Duschgel, Haarkur, Gesichts- und Rasierwasser, Creme, Lotion etc. Vielleicht wird sogar bald das wohlbekannte Eukalyptusbonbon verdrängt.

Mit diesem Buch möchte ich dem interessierten Leser theoretisch und praktisch vermitteln, wie vielfältig die Wirkungsweisen und Anwendungsgebiete dieser Essenz sind.

Die vorliegenden Informationen sollen jedoch keinen ärztlichen Rat ersetzen. Es ist immer angezeigt, sich an einen erfahrenen Heilpraktiker oder Arzt zu wenden, um mit ihm Anwendung und Therapie zu besprechen.

Zur Geschichte des Teebaumöls

Die Kräfte des Tea Tree Baumes waren schon vor vielen tausend Jahren den Ureinwohnern Australiens bekannt. Im südöstlichen Teil, dem heutigen New South Wales, lebten die Bundialung Aborigines. Von ihnen wurde die Kunde von der wunderbaren Heilwirkung über Generationen weitergegeben.

Durch Zerdrücken und Zerquetschen der Blätter wurden die heilsamen Essenzen frei. Mit einfachem Inhalieren des Duftes konnten die Ureinwohner viele Krankheiten der Atmungsorgane heilen, Kopfschmerzen und Übelkeit lindern und die Abwehrkräfte stärken. Die zerstampften Blätter äußerlich aufgetragen heilten Wunden, stillten Juckreiz, ließen Entzündungen abklingen und sogar Moskitostiche abschwellen. Die zerkauten Blätter linderten Entzündungen der Mundhöhle und der Zähne. Die ersten weißen Siedler übernahmen einiges aus diesem reichhaltigen Erfahrungsschatz der Eingeborenen.

Die erste geschichtliche Erwähnung, über die Grenzen Australiens hinaus, geht auf den Seefahrer James Cook zurück. Im Jahre 1770 landete er im heutigen New South Wales. In Ermangelung des geliebten englischen Tees ließ er aus den Blättern des Tea Tree Baumes einen Tee kochen. So bekam diese Gattung der Eukalyptusbäume den Namen Teebaum.

Auf seine wissenschaftliche Entdeckung mußte der Teebaum aber immer noch mehr als einhundert Jahre warten. 1923 brachte die erste wissenschaftliche Studie von Dr. Penfold den endgültigen Beweis für die medizinische Wirksamkeit des Teebaumöls.

Das bisher allgemein benutzte Desinfektionsmittel war zu dieser Zeit Phenol. Im Vergleich dazu stellte sich die Teebaumessenz als dreimal wirksamer heraus. Ein wahrer Tea Tree Boom entstand. Der

Errichtung von Destillen folgten weitere Studien, welche die breiten Anwendungsmöglichkeiten auf allen Gebieten der Medizin bestätigten: Bei den verschiedensten Hautkrankheiten, vereiterten, schlecht heilenden Wunden, Erkrankungen der Zähne, der Mundhöhle und des Halses, Frauenkrankheiten, Pilzinfektionen und in der Veterinärmedizin. Tea Tree Öl wurde als Allheilmittel so sehr geschätzt, daß alle Erste Hilfe- und Verbandkästen der australischen Armee im zweiten Weltkrieg damit ausgestattet waren.
Da die Ernte und Erzeugung in den schwer zugänglichen Sumpfgebieten sehr schwierig war, reichten die Ölmengen bei weitem nicht für den entstehenden Bedarf. Synthetische Mittel füllten alsbald diese Lücke, da sie in jeder gewünschten Menge produzierbar waren. Sehr schnell verdrängten sie das natürliche Tea Tree Öl.
In den fünfziger Jahren reduzierte sich die Anzahl der betriebenen Destillen um 90%. Nur einige wenige überlebten. Erst Anfang der siebziger Jahre ereignete sich eine starke Umorientierung. Die Einsicht setzte sich allmählich durch, daß man nicht problemlos mit einem synthetischen Wirkstoff in einen natürlichen Organismus eingreifen kann, sondern sanfte, natürliche Mittel benötigt, um die Selbstheilungskräfte des Körpers anzuregen. Dadurch rückte das Tea Tree Öl wieder stärker in das Bewußtsein der Menschen. Ein weiterer Meilenstein in der Geschichte des Teebaumöles war demzufolge die Entstehung der ersten Plantage in den späten siebziger Jahren. Dies schuf die Basis für die Erzeugung größerer Mengen. Dieser ersten Plantage sollten noch viele folgen. Hier ein paar eindrucksvolle Zahlen:

Australische Produktion von Tea Tree Öl

1985 .... 10 Tonnen
1989 .... 54 Tonnen
1993 .... 145 Tonnen

Tea Tree Öl ist auf seinem Siegeszug rund um die Welt nicht mehr aufzuhalten!

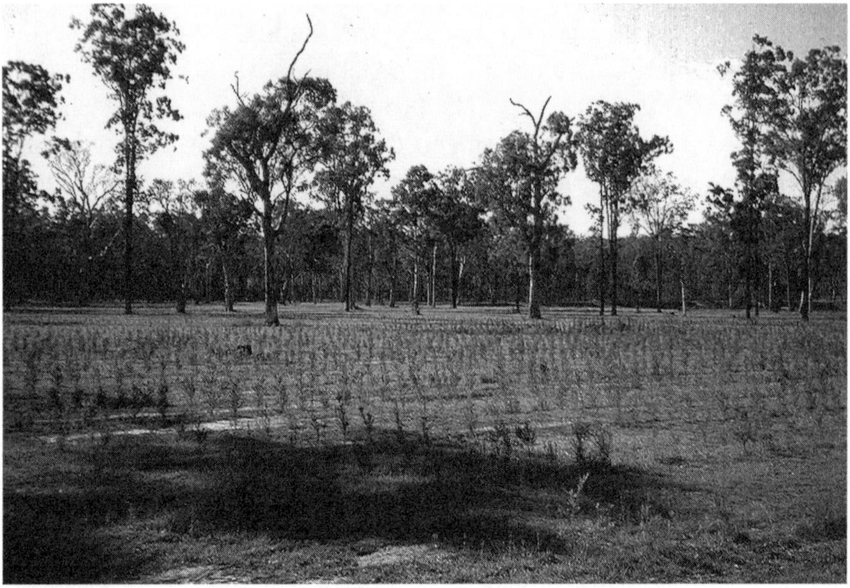

Neu angelegte Teebaumöl-Plantage

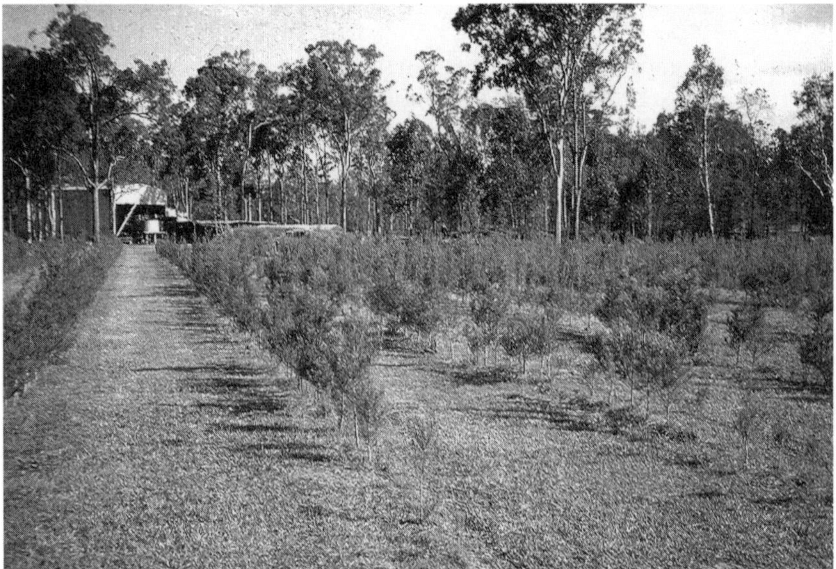

Teebaumöl-Plantage

Der Teebaum und seine Essenz

Sein botanischer Name ist melaleuca alternifolia, und er gehört zur Familie der Myrtaceen (Myrtengewächse) . Die Heimat des Teebaumes ist Australien, genauer gesagt, der nordöstliche Teil von Neusüdwales. Er steht bevorzugt auf sandigem Lehmboden im Sumpfland, nahe den Flüssen Richmond- und Clarence River.

Der Teebaum wird selten höher als sieben Meter. Er besitzt einen kräftigen Stamm mit dünner, papierähnlicher Rinde, von dem fast buschartig Äste und Blätter nach oben streben. Seine federartigen Blätter sind von leuchtend hellgrüner Farbe. Die immense Robustheit dieses immergrünen Baumes zeigt sich in seiner Widerstandskraft gegenüber Krankheiten, Bränden und Überschwemmungen. Selbst aus den Stümpfen oder Wurzeln gefällter Bäume sprießen nach kurzer Zeit wieder neue Triebe. Jahrzehntelange Erfahrungen zeigen, daß das regelmäßige Schneiden der Äste sich positiv auf Wachstum und Gesundheit der Bäume auswirkt.

Die ursprüngliche Art der Teebaumernte war sehr aufwendig und mühsam. Die Teebaumschneider mußten mit einer Machete und Säcken bewaffnet ins Sumpfland ziehen. In mühsamer Handarbeit wurden die Blätter von den Bäumen geschnitten und zur Destille getragen. Die kräftigsten Arbeiter brachten es auf eine Ernte von etwa einer Tonne Blätter pro Tag. Die Ausbeute an ätherischem Öl liegt bei etwa einem Prozent, das bedeutet, aus eintausend Kilogramm Blättern werden ca. zehn Kilogramm Öl destilliert.

Es lag nahe, diesen riesigen Aufwand bei der Ernte zu vereinfachen. So entstanden die ersten Plantagen, mit Erntemaschinen, zentral gelegener Destille und einfacher Verkehrsanbindung. Seit wenigen

Jahren gibt es auch Plantagen, die den kontrolliert biologischen Anbau pflegen, wie zum Beispiel die Purity Plantage, von der einige Bilder in diesem Buch stammen.

Erntezeit für Tea Tree Blätter ist der australische Sommer, von November bis Mai. Das Teebaumöl wird durch Wasserdampfdestillation der Blätter gewonnen. Seine Hauptbestandteile sind:

α-Pinen

α-Terpinen

1, 8-Cineol

γ-Terpinen

Terpinen-4-Ol

α-Terpineol

Die australische Gesundheitsbehörde hat einen Qualitätsstandard für Teebaumöl aufgestellt. Der 1,8-Cineol Gehalt muß unter 15% und der Terpinen-4-Ol Gehalt über 30% liegen. Cineol ist den meisten als hervorstechende Note beim Eukalyptusöl bekannt. Bei hohem prozentualen Anteil können Hautreizungen auftreten. Der Terpinen-4-Ol Gehalt ist ein Indiz für die entzündungshemmenden Eigenschaften. Je höher er ist, desto wirksamer ist das Öl. Ein hervorragendes Teebaumöl hat einen Cineolgehalt von ca. 3,5% und einen Terpinen-4-Ol Gehalt von ca. 40%.

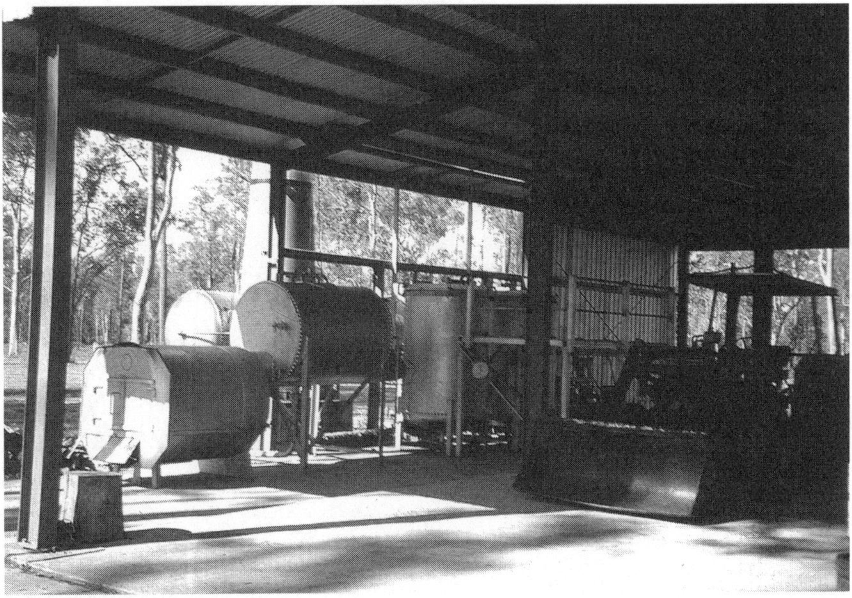

Teebaumöl Destillationsanlage

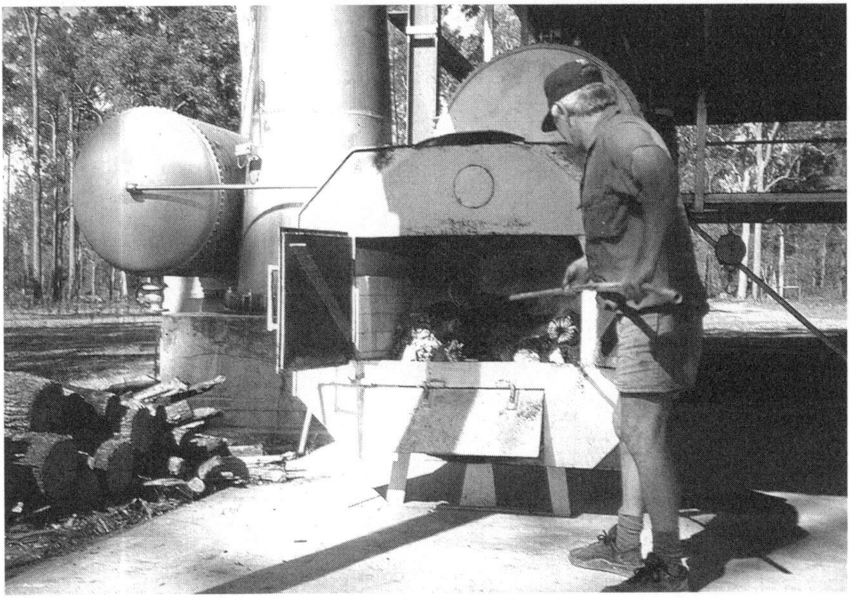

Nachfeuern der Destillationsanlage

Vom Scheitel bis zur Sohle – Das Teebaumöl in der Kosmetik

Teebaumöl besitzt eine ganze Reihe von Eigenschaften, die hervorragend in der Hautpflege genutzt werden können. Es wirkt entzündungshemmend, pilztötend, wundheilend, das Zellwachstum anregend, hautfeuchtigkeitsregulierend, immunsystemstärkend, erfrischend, klärend, etc.

Mit geringem Aufwand können Sie Ihre eigene Tea Tree Kosmetik herstellen.

Die Rezepte finden Sie in diesem Kapitel. Die angegebenen Grundstoffe und eine Reihe hochwertiger Fertigprodukte sind unter folgenden Adressen zu beziehen:

REGENBOGEN, Borsigallee 55, 60388 Frankfurt
Tel. (0 61 09) 3 28 48
Fax (0 61 09) 3 28 12

ESSENCES SIMON, Am Mauret 2, 85116 Egweil
Tel. (0 84 24) 39 77
Fax (0 84 24) 37 79

SECRET EMOTION GmbH, Bergiusstr. 3, 22765 Hamburg
Tel. (0 40) 3 90 63 69
Fax (0 40) 3 90 05 86

NEUMOND GMBH, Mühlfelderstr. 70, 82211 Herrsching
Tel. (0 81 52) 88 00
Fax (0 81 52) 22 11

Haarpflege

Teebaumöl wirkt nachhaltig bei vielen Problemen der Haare und Kopfhaut. Es beseitigt Schuppenbildung und Entzündungen der Kopfhaut, normalisiert die Produktion der Talgdrüsen, lindert Juckreiz und vernichtet Kopfläuse und deren Eier.

- Shampoo

Besorgen Sie sich in einem Naturwarengeschäft 200 ml neutrale Seifengrundlage und geben Sie 50 Tropfen Teebaumöl hinein. Schütteln Sie die Mischung gut durch. Wenn Sie das Shampoo einige Minuten einwirken lassen, verstärkt sich der Effekt des Teebaumöls!

- Haarspülung

Die Spülung macht das Haar leichter kämmbar und beseitigt Kalk und Reinigungsmittelreste.

150 ml	destilliertes Wasser
30 ml	Teebaumhydrolat
20 ml	Obstessig
3 Tropfen	flüssiger Honig

Verrühren Sie alle Zutaten gut miteinander. Nach dem Waschen wird die Spülung gut in Haar und Kopfhaut einmassiert und mit lauwarmem Wasser nachgespült.

- Haarpackung

Chemische Behandlungen beim Frisör und/oder starke Sonneneinwirkung strapazieren unser Haar außergewöhnlich. Verwöhnen Sie es deshalb alle zwei Wochen mit einer Extrapflege.

25 ml	Kokosöl
15 ml	Jojobaöl
10 ml	Weizenkeimöl
10 Tropfen	Teebaumöl

Kokosöl wird bei ca. 25 °C flüssig. Stellen Sie es deshalb am besten auf die Heizung oder in die Sonne. Geben Sie alle weiteren Zutaten hinein. Nun müssen Sie das Ganze gut verschütteln, in Haar und Kopfhaut einkneten und mit einem warmen Handtuch abdecken. Für die Einwirkungsdauer gilt: je länger man es aushält, desto besser. Anschließend sollten Sie die Packung mit Shampoo auswaschen.

- Haarwasser

Als Haarwasser benutzen Sie am besten das pure Teebaumhydrolat. Massieren Sie ca. 10 ml in die Kopfhaut ein.

- Haaröl

25 ml	Jojobaöl
25 ml	Weizenkeimöl
20 Tropfen	Teebaumöl

Die Zutaten werden gemischt und in die Kopfhaut einmassiert. Lassen Sie das Öl eine halbe Stunde einwirken und waschen Sie es dann mit Shampoo aus.

Gesichtspflege

Extrem wirksam ist das Teebaumöl bei fettiger, zu Unreinheiten und Pickeln neigender Haut. Bei diesem Hautbild können Sie einige Reinigungs- und Pflegeprodukte selbst zubereiten und anwenden.

- Reinigungsmilch

2	Eßlöffel	Vollmilch
1	Tropfen	Teebaumöl

Milch und Öl werden vermischt, aufgetragen und danach mit reichlich lauwarmem Wasser abgespült.

- Gesichtswasser

Verwenden Sie das Teebaumhydrolat pur. Tränken Sie ein Schwämmchen und betupfen Sie das ganze Gesicht damit. Die Restfeuchtigkeit können Sie auf dem Gesicht trocknen lassen.

- Gesichtsöl

40	ml	Jojobaöl
10	ml	Weizenkeimöl
20	Tropfen	Teebaumöl

Vermischen Sie die Zutaten und tragen Sie das Öl mit leichten Massagebewegungen auf.

- Gesichtspflegecreme

30	ml	Jojobaöl
5	gr	Bienenwachs
5	gr	Sheabutter
10	Tropfen	Teebaumöl

Zunächst müssen Sie Jojobaöl mit Bienenwachs und Sheabutter auf ca. 70 °C erhitzen, bis eine homogene Flüssigkeit entstanden ist. Während der Abkühlungsphase wird dann das Teebaumöl hinzugegeben.
Diese Creme ist fast unbegrenzt haltbar, da sie keinen Wasseranteil enthält. Vor dem Auftragen empfiehlt es sich daher, ein erbsengroßes Stück der Creme in der Handfläche mit ein paar Tropfen Wasser zu emulgieren. Dadurch läßt sie sich gut auf der Haut verteilen und spendet Pflege und Feuchtigkeit zugleich.

- Gesichtsmilch

40	ml	Jojobaöl
40	ml	Teebaumhydrolat
10	gr	Sheabutter
1	Teelöffel	Heilerde
15	Tropfen	Teebaumöl

Erhitzen Sie in einem Gefäß das Jojobaöl mit der Sheabutter, und in einem zweiten Gefäß das Teebaumhydrolat mit der Heilerde. Geben Sie dann unter Umrühren die Wasser- in die Ölmischung und fügen Sie anschließend das Teebaumöl hinzu. Rühren Sie so lange, bis die Gesichtsmilch erkaltet ist.

- Gesichtspackungen

Heilerdemaske

3 Teelöffel Heilerde + 3 Tropfen Teebaumöl

Die Heilerde wird mit etwas lauwarmem Wasser zu einem geschmeidigen Brei verrührt und das Teebaumöl dazugegeben. Tragen Sie die Maske dann mit den Fingern oder einem Pinsel auf und sparen Sie dabei die Augen- und Mundpartie aus. Nach 15-20 Minuten Einwirkzeit können Sie die Maske mit viel Wasser abspülen. Diese Packung ist sehr wirksam bei unreiner, fettiger Haut!

Hefemaske

1/2	Würfel	Frischhefe
1	Teelöffel	Heilerde
3	Tropfen	Teebaumöl

Verrühren Sie die Hefe und die Heilerde mit etwas lauwarmem Wasser zu einem geschmeidigen Brei und fügen Sie anschließend das Teebaumöl hinzu. Die Anwendung erfolgt wie oben für die Heilerdemaske beschrieben. Die Maske ist sehr wirksam bei Neigung zu Pickeln und Akne!

- Gesichtsdampfbad

Dampfbäder haben einen sehr reinigenden und klärenden Effekt. Durch den heißen Wasserdampf erweitern sich kurzfristig die Gefäße und regen die Haut zur Ausscheidung von Schlackstoffen an. Füllen Sie in eine Schüssel ca. 2 Liter heißes Wasser und geben Sie 2-3 Tropfen Teebaumöl hinzu. Decken Sie Kopf und Schüssel mit einem großen Handtuch zu und lassen Sie die heilsamen Kräfte wirken.

- Gesichtskompressen

Kompressen wirken sanfter als Gesichtsdampfbäder und sind bei erweiterten Äderchen besser geeignet. Mischen Sie 500 ml warmes Wasser mit 50 ml Teebaumhydrolat. Tränken Sie ein Tuch damit, wringen Sie es leicht aus und legen Sie es auf das Gesicht, bis es abgekühlt ist. Es empfiehlt sich, den Vorgang 2-3 mal zu wiederholen.

MUND- UND ZAHNPFLEGE

- Lippenbalsam

15	gr	Bienenwachs
10	ml	Jojobaöl
5	gr	Lanolin
1/2	Teelöffel	flüssiger Honig
7	Tropfen	Teebaumöl

Erhitzen Sie Bienenwachs, Jojobaöl und Lanolin auf ca. 70°C, bis eine homogene Flüssigkeit entstanden ist. Nach der Abkühlungsphase sollten Sie bei ca. 40°C Honig und Teebaumöl unterrühren. Dann füllen Sie den Balsam schnell in einen kleinen Tiegel ab. Dieser Lippenbalsam eignet sich vorzüglich bei spröden, trockenen Lippen und zur Vorbeugung einer Herpesinfektion.

- Mundwasser

Zur Desinfektion des Mundraumes und gegen schlechten Atem empfiehlt sich das Gurgeln und Spülen mit einer Mischung aus 80% Wasser und 20% Teebaumhydrolat.

- Zahnpasta

2	Eßlöffel	Schlämmkreide
2	Eßlöffel	Milchzucker
1	Eßlöffel	Kieselerde
3	Eßlöffel	Glyzerin
10	Tropfen	Teebaumöl

Mischen Sie Schlämmkreide, Milchzucker und Kieselerde. Rühren Sie mit nur einem Quirl des Handmixers portionsweise das Glyzerin unter. Wenn eine glatte Masse entstanden ist, geben Sie noch das Teebaumöl hinzu. Diese Zahncreme beugt Entzündungen vor und wirkt der Plaquebildung entgegen.

KÖRPERPFLEGE

Tea Tree Öl ist besonders zu empfehlen bei fettiger, wunder und irritierter Haut.

- Körperöl

Ein Tip vorweg: Körperöle sollten möglichst auf die noch feuchte Haut aufgetragen werden, dann ziehen sie schneller ein!

50	ml	Jojobaöl
40	ml	Mandelöl
10	ml	Weizenkeimöl
40	Tropfen	Teebaumöl

Gut mischen und sanft einmassieren.

- Körperpeeling

Es entfernt abgestorbene Hautzellen und fördert die Durchblutung. Sie sollten es möglichst lx pro Woche anwenden.

4	Eßlöffel	grobes Salz
8	Tropfen	Teebaumöl

Rubbeln Sie die feuchte Haut mit dem Salz ab und nehmen Sie anschließend eine Dusche. Wichtig: Anschließend das Einölen nicht vergessen!

- Körperpackung

45	ml	kaltgepreßtes Avocadoöl
15	ml	Jojobaöl
9	gr	Sheabutter
9	gr	Bienenwachs
30	Tropfen	Teebaumöl

Avocado-, Jojobaöl, Sheabutter und Bienenwachs werden auf ca. 70°C erwärmt, bis eine klare Flüssigkeit entstanden ist. Während der Abkühlungsphase müssen Sie noch das Teebaumöl hinzufügen. Tragen Sie die Packung großzügig am ganzen Körper auf. Hüllen Sie sich in ein großes Tuch oder Bettlaken. Am besten legen Sie sich ins Bett und lassen die Packung gut zugedeckt 30-60 Minuten einwirken. Die Reste der Packung können Sie mit einem lauwarmen, feuchten Tuch abnehmen.

BADESPASS

Gönnen Sie sich mindestens lx pro Woche ein entspannendes Bad. Die Wärme des Wassers macht Körper und Seele aufnahmebereit für die wohltuende Wirkung des Teebaumöls. Die ideale Badetemperatur liegt bei 30-35 °C.

- Badeöl

200	ml	Sahne
3	Eßlöffel	flüssiger Honig
1	Eßlöffel	Jojobaöl
15	Tropfen	Teebaumöl

Vermischen Sie die Zutaten in einem Becherglas oder einer Schüssel. Geben Sie das Ganze in die bereits gefüllte Badewanne.

- Badesalz

Badesalz ist bei fettiger, unreiner Haut und verschiedenen Hautkrankheiten sehr hilfreich. Besonders empfehlenswert ist das Salz aus dem Toten Meer oder Atlantikmeersalz. Träufeln Sie 15 Tropfen Teebaumöl auf 200 gr Salz und geben Sie die Mischung dem Badewasser bei.

- Schaumbad

Geben Sie auf 100 ml neutrale Seifengrundlage 20-25 Tropfen Teebaumöl und schütteln Sie gut. Die Mischung reicht für 5 Vollbäder.

SONNENPFLEGE

Gerade in der Heimat des Teebaumes, in Australien, sind die Probleme der Sonnenstrahlung am größten. Extrem hohe Ozonwerte und eine weit überdurchschnittliche Anzahl von Hautkrebserkrankungen sprechen für sich. Sonnenbaden sollte immer in einem angemessenen Rahmen geschehen. Als Faustregel gilt, daß die Haut anfangs 10 Minuten Sonnenstrahlung unbeschadet verträgt. Der Lichtschutzfaktor auf den Sonnenschutzprodukten gibt den Faktor an, mit dem Sie diese 10 Minuten multiplizieren können, z.B. schützt Lichtschutzfaktor 6 die Haut eine Stunde wirksam vor den schädlichen Wirkungen der Sonnenstrahlung. Der Sonnenschutz wird am besten eine halbe Stunde vor dem Sonnenbad aufgetragen.
Trotz aller Schreckensmeldungen der letzten Jahre sollten wir nicht vergessen, daß die Sonne für unseren Körper eine unentbehrliche Energiequelle ist. Sie wirkt stoffwechselanregend, immunsystemstärkend, entspannend, antidepressiv etc. Es ist immer die Frage der Dosis, ob etwas aufbauend oder zerstörend wirkt!

- Sonnenschutzöl

40 ml	Walnußöl
30 ml	Haselnußöl
20 ml	Jojobaöl
10 ml	Weizenkeimöl
35 Tropfen	Teebaumöl

Die Zutaten werden miteinander gemischt und in Licht und UV-Strahlen undurchlässige Gefäße (Braunglas) abgefüllt.

- After-Sun-Oil

Pflegt und beruhigt die irritierte Haut.

50	ml	Aloe Vera Öl
50	ml	Jojobaöl
30	Tropfen	Teebaumöl

Nach dem Duschen sollten Sie die Mischung leicht in die noch feuchte Haut einmassieren.

- After-Sun-Milk

10	ml	Sahne
10	ml	Vollmilch
10	Tropfen	Teebaumöl

Tragen Sie die Mischung nach dem Duschen auf die noch feuchte Haut auf. Stellen Sie immer nur sehr kleine Mengen dieser Milch her, die sich in 1-2 Tagen aufbrauchen lassen, da der Milchanteil ohne Konservierungsstoffe schnell sauer wird.

- **Sonnenbrandöl**

Wenn es dann doch passiert ist, behandeln Sie die betroffenen Hautpartien vorsichtig mit einer Mischung aus

50	ml	Johanniskrautöl
30	Tropfen	Teebaumöl

- Sonnenbrand-Erste-Hilfe

Wenden Sie am besten eine bewährte Methode an, die kühlt, die Schmerzen rasch lindert und einer Blasenbildung entgegenwirkt: Geben Sie in einen Blumensprüher reines Teebaumhydrolat und besprühen Sie die betroffenen Hautstellen damit.

HANDPFLEGE

Wenn man bedenkt, wie viele tausend kleine und große Arbeiten unsere Hände an einem einzigen Tag verrichten, vom Ölwechsel bis zur Gartenarbeit, wird deutlich, wie wichtig eine regelmäßige Handpflege ist.

- Handbalsam

25 ml	Jojobaöl
5 ml	Weizenkeimöl
5 gr	Bienenwachs
5 gr	Sheabutter
15 Tropfen	Teebaumöl

Erhitzen Sie Jojoba-, Weizenkeimöl, Bienenwachs und Sheabutter auf ca. 70°C, bis eine homogene Flüssigkeit entstanden ist. Wenn das Ganze etwas abgekühlt ist, geben Sie bei ca. 40°C das Teebaumöl hinzu. Streichen Sie den erkalteten Balsam großzügig auf die Hände und ziehen Sie Baumwollhandschuhe darüber. Lassen Sie den Balsam mindestens 30 Minuten einwirken.

- Nagelöl

10 ml Jojobaöl + 5 Tropfen Teebaumöl

Die Zutaten werden gemischt und in Nagel und Nagelbett einmassiert. Das Öl ist ideal bei stumpfen, rissigen Nägeln und zur Vorbeugung und Behandlung von Nagelbettentzündungen.

FUSSPFLEGE

Unsere Füße tragen uns Jahrzehnte über diese Erde, eingesperrt in mehr oder minder bequeme Schuhe. Sie haben besondere Pflege und Aufmerksamkeit verdient!
Das Teebaumöl ist ein wahres Wundermittel für unsere Füße. Es wirkt fußschweißregulierend, gegen Pilzbefall und Warzenbildung, zellerneuernd, antiseptisch, juckreizstillend, schmerzlindernd, erfrischend, tonisierend etc.

- Fußbalsam

25	ml	Jojobaöl
5	ml	Weizenkeimöl
5	gr	Bienenwachs
5	gr	Kakaobutter
20	Tropfen	Teebaumöl

Jojoba-, Weizenkeimöl, Bienenwachs und Kakaobutter werden auf ca. 70°C erhitzt, bis eine homogene Flüssigkeit entstanden ist. In der Abkühlphase müssen Sie dann das Teebaumöl unterrühren. Tragen Sie den Balsam großzügig auf, und massieren Sie Ihre Füsse dabei. Ziehen Sie Baumwollsocken darüber, lagern Sie die Füsse hoch, und lassen Sie den Balsam eine halbe Stunde einwirken.

- Anti-Schweißfußbalsam

30	ml	Jojobaöl
5	gr	Bienenwachs
3	gr	Sheabutter
1	Teelöffel	Heilerde
15	Tropfen	Teebaumöl

Erhitzen Sie Jojobaöl, Bienenwachs und Sheabutter auf ca. 70°C, bis eine klare Flüssigkeit entstanden ist. Fügen Sie dann die Heilerde und später, etwa bei 40°C, das Teebaumöl hinzu. Morgens nach dem Duschen dünn aufgetragen reduziert dieser Balsam die Schweißbildung und beugt der Entstehung von Fußpilz vor.

- Fußpuder

Ein weiteres Mittel gegen Fußschweiß ist der Fußpuder. Geben Sie auf 10 gr Puder (in der Apotheke als Talkum erhältlich) 7 Tropfen Teebaumöl. Die Zutaten sollten Sie gut mischen, in ein Streugefäß geben und die Füße regelmäßig einpudern.

- Fuß- und Beintonikum

90	ml	Teebaumhydrolat
10	ml	Alkohol 96%

Reiben Sie Füße und Beine damit ein. Sie fühlen sich im Nu wieder erfrischt und kräftig!

- Fußpilz-Spezial-Salbe

30	ml	Jojobaöl
5	gr	Bienenwachs
5	gr	Kakaobutter
50	Tropfen	Teebaumöl

Jojobaöl, Bienenwachs und Kakaobutter werden auf ca. 70°C erhitzt, bis eine homogene Flüssigkeit entsteht. In der Abkühlphase fügen Sie das Teebaumöl hinzu.

Die Salbe, mehrmals täglich aufgetragen, bringt den Pilzbefall zum Stillstand und sorgt für ein rasches Ausheilen der betroffenen Hautstellen.

- Fußbad

Geben Sie auf 3 Liter Wasser 15 Tropfen Teebaumöl. Baden Sie Ihre Füße etwa 10 Minuten darin und vergessen Sie nicht, sie danach gut abzutrocknen und mit dem Fußbalsam einzucremen.

Babypflege

Wegen seiner entzündungshemmenden und wundheilenden Eigenschaften ist Teebaumöl der ideale Zusatz für die sanfte Pflege empfindlicher Säuglingshaut.

- Milchbad

Fast alle Babys genießen es sehr, gebadet zu werden. Umsorgt im warmen Wasser fühlen sie sich fast wie im Mutterleib. Geben Sie auf 200 ml Sahne 3 Tropfen Teebaumöl und fügen Sie diese Mischung dem Badewasser bei. Die Wirkung des Bades ist beruhigend, hautpflegend und das Immunsystem anregend.

- Körperöl

30	ml	Jojobaöl
20	ml	Mandelöl
3	Tropfen	Teebaumöl

Benutzen Sie die Mischung leicht angewärmt zur sanften Massage.

- Wundsalbe

Gegen wunde Hautstellen, Ekzeme, Neurodermitis, Schuppenflechte.

30	ml	Jojobaöl
5	gr	Bienenwachs
5	gr	Sheabutter
7	Tropfen	Teebaumöl

Erhitzen Sie Jojobaöl, Bienenwachs und Sheabutter auf ca. 70°C, bis eine homogene Flüssigkeit entstanden ist. In der Abkühlphase geben Sie dann das Teebaumöl hinzu. Die betroffenen Hautstellen sollten Sie mehrmals täglich mit der Salbe behandeln.

SONSTIGE PFLEGEPRODUKTE

- Deo

Teebaumöl reguliert die Schweißbildung auf natürliche Weise.

100 ml	Teebaumhydrolat
10 ml	Alkohol 96%

Mischen Sie das Hydrolat mit dem Alkohol und füllen Sie das Ganze in eine Sprühflasche. Täglich 1-2x anwenden.

- Rasier- und Epilierwasser

Verwenden Sie nach der Rasur oder dem Epilieren reines Teebaumhydrolat. Geben Sie einige Spritzer davon in die Hand und verteilen Sie es auf den jeweiligen Hautpartien.

- Saunaaufguß

Geben Sie als Aufguß 15 Tropfen Teebaumöl auf einen halben Liter Wasser. Teebaumöl wirkt vorbeugend bei sich ankündigenden Erkältungen. Bei einer akuten Infektion wirkt es lindernd und befreiend.

Anwendung bei kleinen und grossen gesundheitlichen Beschwerden

Akne

Akne hat ihre Ursache meist in einem hormonellen Ungleichgewicht. Die Talgdrüsen der Haut werden zu einer Überproduktion angeregt, der Talg setzt sich unter der Hautoberfläche fest und führt zu einer massiven Verstopfung. Pickel, Abszesse und andere Entzündungen sind die Folge.

- äth. Öl: Die stark betroffenen Hautpartien werden mit einem Wattebausch, auf den man 3 Tropfen Teebaumöl geträufelt hat, betupft.

- Hydrolat: Bei sehr empfindlicher Haut empfiehlt sich die Verwendung des Destillationswassers der Wasserdampfdestillation. Die betroffenen Stellen werden mit einem getränkten Wattebausch betupft. Stärkere Wirkung haben wiederholt angewendete Kompressen.

• Gesichtsmaske: Zur unterstützenden Behandlung empfiehlt sich die Anwendung einer Gesichtsmaske, die man sich ganz leicht selbst herstellen kann:

1	Teelöffel	feine Haferflocken
1/2	Teelöffel	Heilerde
1	Teelöffel	Magerquark
1	Teelöffel	Jojobaöl
2	Tropfen	Tea Tree Öl

Alle Zutaten werden gut miteinander verrührt und auf das gereinigte Gesicht aufgetragen. Nach ca. 10-15 Minuten können Sie die Maske mit reichlich lauwarmem Wasser abnehmen. Die stark entzündungshemmende und eiterauflösende Wirkung des Teebaumöls führt bei regelmäßiger Anwendung rasch zur Besserung des Hautbildes.

Arthritis

Arthritis ist eine Entzündung der Gelenke, charakterisiert durch Schwellung, Schmerzen, Rötung, Wärmegefühl und Steifigkeit.
Mit folgendem Körper- und Massageöl lassen sich die Beschwerden lindern: Geben Sie auf 100 ml eines Basisöls (z.B. Jojoba-, Mandel-, Aprikosenkernöl etc.) 60 Tropfen Teebaumöl. Massieren Sie 2x täglich die betroffenen Gelenke gründlich damit. Durch die entzündungshemmende und schmerzlindernde Wirkung des Teebaumöls tritt oftmals schon nach wenigen Anwendungen Linderung ein.

Erkältung

Hierbei handelt es sich meist um eine durch Tröpfcheninfektion hervorgerufene Erkrankung der Atemwege.

- Vollbad: Bei den ersten Anzeichen einer Erkältung geben Sie 10 Tropfen ätherisches Öl, vermischt mit 3 Eßlöffeln Honig oder 250 ml Sahne in das bereits eingelaufene Badewasser. Dieses Bad regt den Körper zum Schwitzen an und aktiviert das Immunsystem.
- Inhalation: Träufeln Sie 10 Tropfen Teebaumöl in die mit Wasser gefüllte Schale einer Aromalampe. Alternativ dazu können Sie auch in eine große Schüssel mit heißem Wasser 2 Tropfen geben, Ihren Kopf mit einem Handtuch abgedeckt über die Schüssel halten und tief einatmen.

- Innerliche Einnahme: Trinken Sie 2 x täglich 1 Tropfen Teebaumöl auf 100 ml Wasser (vor dem Trinken kräftig verrühren!) oder 2 x täglich 20 ml Tea Tree Hydrolat.
  Nehmen Sie ein ätherisches Öl nicht länger als 3 Wochen ein!

- Brustbalsam: Einen wohltuenden Balsam können Sie aus folgenden Zutaten herstellen:

100 ml	Mandelöl
10 gr	Bienenwachs
5 ml	Tea Tree Öl (ca. 100 Tropfen)

Erwärmen Sie das Mandelöl zusammen mit dem Bienenwachs auf ca. 70°C, bis das Bienenwachs flüssig geworden ist. Lassen Sie das Ganze etwas abkühlen und geben Sie bei ca. 40 °C das ätherische Öl dazu. Dann können Sie den Balsam in einen Tiegel füllen und vollständig erkalten lassen.

Furunkel

Ein Furunkel ist eine schmerzhafte, in die Tiefe gehende Entzündung eines Haarfollikels und seiner näheren Umgebung. Haarbalg und benachbarte Zellen sterben ab, und die Eiterbildung setzt ein. Im Normalfall dringt der Eiter zur Hautoberfläche durch und fließt dort ab; im ungünstigsten Fall verbreitet sich die Infektion, und weitere Furunkel entstehen.

- Betupfen: Reinigen Sie die betroffene Hautpartie mit Tea Tree Seife. Betupfen Sie das Furunkel 3 x täglich mit einem Wattebausch, den Sie vorher mit 10 Tropfen Teebaumöl beträufelt haben. Bei sehr weit fortgeschrittenen Furunkeln empfiehlt sich das Auflegen eines mit Teebaumöl getränkten Stück Mulls, das Sie locker mit einer Mullbinde fixieren und 2-3 Stunden einwirken lassen. Das Teebaumöl wirkt schmerzlindernd, greift den Infektionsherd direkt an, zersetzt die Eiterablagerungen und stärkt die körpereigenen Abwehrkräfte.

Fußpilz

Diese Pilzinfektion tritt meistens in den Zehenzwischenräumen auf, da sie in diesem warmen, feuchten Milieu den günstigsten Nährboden findet. Bei genereller Abwehrschwäche des Körpers zieht man sich Fußpilz leicht in öffentlichen Schwimmbädern, Duschräumen, Saunen, Sportvereinen und ähnlichen Orten zu.

- Waschung: Waschen Sie die betroffenen Stellen mit Tea-Tree-Seife und trocknen Sie die Füße gründlich(!) ab.

- Betupfen: Geben Sie 20 Tropfen Teebaumöl auf einen Wattebausch oder ein Stück Mull und betupfen Sie die befallenen Hautstellen. (3 x täglich wiederholen.)

- Fußbad: Füllen Sie eine Schüssel mit körperwarmem Wasser und geben Sie 10 Tropfen Teebaumöl hinzu. (Badedauer 5-10 Minuten.) Trocknen Sie sich danach sorgfältig ab.

- Fußcreme: Einen entzündungshemmenden Balsam können Sie folgendermaßen herstellen:

100	ml	Jojobaöl
15	gr	Bienenwachs
10	ml	Tea Tree Öl

Erwärmen Sie das Jojobaöl zusammen mit dem Bienenwachs auf ca. 70 °C, bis das Bienenwachs flüssig geworden ist. Lassen Sie das Ganze auf ca. 40 °C abkühlen und geben Sie das Teebaumöl unter ständigem Rühren hinzu. Füllen Sie anschließend die Creme in einen Tiegel und lassen Sie sie vollständig erkalten. Am besten tragen Sie die Creme nach der Waschung oder dem Fußbad auf. Durch das Teebaumöl wird die Infektion gestoppt. Nach wenigen Tagen normalisiert sich das Hautbild wieder.

Hämorrhoiden

Hämorrhoiden sind anlagebedingte oder erworbene Venenerweiterungen in den Analwänden.

• Betupfen: Waschen Sie den Analbereich mit Tea-Tree-Seife. Geben Sie die pure Essenz auf einen Wattebausch oder ein Stück Mull und betupfen Sie die betroffene Stelle.

• Balsam:

	100 ml	Jojobaöl
	15 gr	Bienenwachs
	10 ml	Teebaumöl

Erwärmen Sie das Jojobaöl mit dem Bienenwachs auf ca. 70 °C. Nachdem das Bienenwachs geschmolzen ist, lassen Sie die Flüssigkeit wieder abkühlen und geben bei ca. 40 °C das Teebaumöl hinzu. Dann lassen Sie den Balsam restlos erkalten. Tragen Sie mehrmals täglich eine erbsengroße Portion auf.

• Sitzbad: Geben Sie auf eine mit lauwarmem Wasser gefüllte Sitzbadewanne 10 Tropfen Teebaumöl, das Sie vorher mit 200 ml Sahne gemischt haben. Das Teebaumöl wirkt schmerz- und juckreizlindernd, kühlend, abschwellend und desinfizierend.

Halsschmerzen

Halsschmerzen sind eine infektiöse Entzündung des Rachenraumes mit Schluckbeschwerden, Rötung, belegter Zunge und unter Umständen erhöhter Körpertemperatur.

- Gurgeln: Geben Sie auf ein Glas Wasser 3 Tropfen Teebaumöl, rühren Sie gut um und nehmen Sie die Flüssigkeit zum Gurgeln schluckweise in den Mund. Alternativ dazu können Sie auch das pure Teebaumhydrolat dafür verwenden.

- Inhalation: Geben Sie in eine Schüssel 2-3 Liter heißes Wasser und 5 Tropfen Teebaumöl. Decken Sie ein großes Tuch über Kopf und Schüssel und atmen Sie 5 Minuten lang durch den Mund ein und durch die Nase aus.

Harnwegsinfektionen

Dabei handelt es sich um eine bakterielle Entzündung der ableitenden Harnwege, die meist gekennzeichnet ist durch häufiges schmerzhaftes Harnlassen, trüben Urin, gelegentlich erhöhte Temperatur.

- Innere Einnahme: Geben Sie auf 50 ml Wasser 1 Tropfen Teebaumöl, verrühren Sie das Ganze und trinken Sie es schluckweise 3 x täglich vor den Mahlzeiten. Alternativ dazu können Sie auch 20 ml pures Teebaumhydrolat verwenden. Die Einnahmedauer sollte 2-3 Wochen nicht überschreiten.

• Lokale Anwendung: Frauen können auf die Spitze eines Tampons 3 -5 Tropfen Teebaumöl träufeln und ihn in die Scheide einführen. (3 x täglich erneuern.)

Das Teebaumöl desinfiziert, lindert Schmerzen und wirkt dabei nicht reizend auf die empfindlichen Schleimhäute.

HERPES

Herpes ist eine Virusinfektion, die bevorzugt Lippen und Genitalbereich befällt. Erstes Stadium ist eine gerötete Hautstelle, an der sich sehr schnell eine juckende, brennende Blase bildet.

• Unverd. Auftragen: Geben Sie, am besten schon im Frühstadium, 2 Tropfen Essenz auf ein Wattestäbchen und betupfen Sie damit mehrmals täglich die befallenen Hautstellen.

• Sitzbad: Bei Herpesinfektionen im Genitalbereich haben sich zusätzliche Sitzbäder bewährt. Geben Sie auf 200 ml Sahne 30 Tropfen Teebaumöl, verrühren Sie das Ganze und gießen Sie die Mischung ins Badewasser. Die Anwendung empfiehlt sich mindestens 1x täglich.

Das Teebaumöl wird durch seine stark antiseptische Wirkung den Infektionsherd rasch austrocknen und das Entstehen weiterer Bläschen verhindern. Zudem wirkt es juckreizstillend, kühlend und schmerzlindernd.

HUSTEN

Husten tritt meist in Verbindung mit Erkältungskrankheiten auf und ist der Versuch des Körpers, Sekret, Eiter, Fremdkörper etc. aus Bronchien und Atemwegen auszuscheiden.

- Inhalation: Geben Sie 10 Tropfen der Essenz in die mit Wasser gefüllte Schale einer Aromalampe. Lassen Sie diese 15 Minuten brennen und atmen Sie in dieser Zeit bewußt tief ein und aus. Oder füllen Sie eine Schüssel mit heißem Wasser und geben Sie 3 Tropfen Essenz hinein. Decken Sie ein großes Tuch über Kopf und Schüssel und inhalieren Sie ca. 5 Minuten.

- Brustwickel: Geben Sie auf eine mit heißem Wasser gefüllte Schüssel 10 Tropfen Teebaumöl. Legen Sie ein Baumwollhandtuch hinein, wringen Sie es anschließend aus und legen Sie es auf die Brust. Decken Sie sich mit einem Wollschal oder einer Wolldecke zu und legen Sie mehrmals einen frischen Wickel an.

- Brustbalsam: Erwärmen Sie 100 ml Mandelöl mit 15 gr Bienenwachs auf ca. 70°C, bis das Bienenwachs flüssig geworden ist. Lassen Sie es dann auf ca. 40°C abkühlen und geben Sie 10 ml Teebaumöl hinzu. Danach sollten Sie gut umrühren und den Balsam in verschraubbare Behälter füllen. Das Teebaumöl wirkt entzündungshemmend, lindernd, beruhigend und befreiend auf die Atemwege.

Immunsystem, geschwächtes

Zur Stärkung des Immunsystems empfehlen sich mehrere Anwendungsmöglichkeiten:

- Inhalation: Geben Sie 10 Tropfen Tea Tree Öl in die mit Wasser gefüllte Schale einer Aromalampe. Für unterwegs genügt es, 2 Tropfen auf ein Papiertaschentuch zu träufeln und öfter daran zu riechen.

- Innerliche Einnahme: Nehmen Sie 2 x täglich 1 Tropfen Teebaumöl auf 100 ml Wasser. Vor dem Trinken müssen Sie kräftig umrühren. Für empfindliche Menschen sind 2 x täglich 20 ml Hydrolat besser geeignet. Die innerliche Einnahme sollte nie länger als 3 Wochen dauern!

- Bäder: 10 Tropfen Essenz mit 3 Eßlöffeln flüssigem Honig oder 250 ml Sahne gemischt reichen als Zusatz für ein Vollbad.

- Körper- u. Massageöl: Mischen Sie 60 Tropfen Teebaumöl auf 100 ml fettes Pflanzenöl (z.B. Jojoba- oder Mandelöl) zur Ganzkörpermassage.

Tea Tree Öl wird mittlerweile sogar unterstützend in AIDS-Therapien eingesetzt!

Insektenbisse und -stiche

Bienenstiche, Spinnenbisse, festgesaugte Zecken oder Blutegel, jeder hat wohl schon in dieser Richtung seine Erfahrungen gemacht! Bei Stichen und Bissen ist es ratsam, das unverdünnte Teebaumöl auf die betroffene Stelle zu tropfen. Alternativ dazu können Sie ein Stück Mull tränken und auf den Stich oder Biß auflegen. Selbst Spinnen- oder Schlangengifte können dadurch teilweise neutralisiert werden. Zecken sterben sofort ab und lassen sich leicht entfernen , Blutegel fallen innerhalb von Sekunden ab.
Teebaumöl wirkt abschwellend, schmerzlindernd, antiseptisch und auf einige Gifte neutralisierend.

Kopfschmerzen

Die Ursachen des Kopfschmerzes sind vielfältig. Wetterfühligkeit, zu hoher oder zu niedriger Blutdruck, Durchblutungsstörungen oder Streß können z. B. dafür verantwortlich sein.

- Betupfen: Geben Sie je einen Tropfen pures Teebaumöl auf die rechte und linke Schläfe. ACHTUNG! Kein Öl in die Augen bringen!

- Kompresse: Tränken Sie ein Baumwolltuch mit Teebaumhydrolat und legen Sie es über Stirn und Schläfen.

- Fußbad: Geben Sie auf ca. 3 Liter lauwarmes Wasser 5 Tropfen Teebaumöl und baden Sie Ihre Füße 5-10 Minuten darin.

- Inhalation: Geben Sie auf eine Schüssel mit heißem Wasser 3 Tropfen Teebaumöl. Bedecken Sie Kopf und Schüssel mit einem großen Tuch und atmen Sie tief ein und aus.

Teebaumöl wirkt kühlend, schmerzlindernd, erfrischend und klärend.

Läuse und Parasiten

Kopfläuse durchbeißen die Kopfhaut, wodurch es zu leichten Schmerzen und starkem Juckreiz kommt. Läuse legen Eier, aus denen nach ca. 2 Wochen wieder neue Läuse schlüpfen. Deshalb ist es wichtig, die lebenden Läuse mitsamt den abgelegten Eiern zu vernichten.

- Shampoo: Besorgen Sie sich eine möglichst neutrale Shampoogrundlage. Auf 100 ml davon geben Sie 2-3 ml Teebaumöl (ca. 50 Tropfen). Gut verschütteln. Waschen Sie Ihr Haar und lassen Sie das Shampoo 10 Minuten einwirken. Danach gut ausspülen. Wenden Sie das Shampoo eine Woche lang 1 x täglich an.

- Haarpackung: Geben Sie 5 ml Teebaumöl in 100 ml Jojobaöl. Massieren Sie das Öl kräftig ins Haar ein, dann wickeln Sie ein Handtuch um den Kopf und lassen die Mischung ca. 10 Minuten einwirken. Danach waschen Sie die Packung am besten mit einem Teebaumshampoo aus. Wiederholen Sie diese Behandlung alle 2 Tage. Das Teebaumöl nimmt den Juckreiz, desinfiziert die Kopfhaut und vernichtet die Kopfläuse und ihre Brut.

Mundhöhleninfektion

Diese Infektion der Mundschleimhaut geht einher mit Schwellungen, Rötungen und pelzigem Belag.

• Mundspülung: Geben Sie auf 100 ml lauwarmes Wasser 5 Tropfen Teebaumöl. Rühren Sie kräftig um und spülen Sie den gesamten Mundraum schluckweise mit der Flüssigkeit. Alternativ dazu können Sie auch pures Teebaumhydrolat verwenden.

Das Teebaumöl wirkt abschwellend, kühlt und läßt die Infektion rasch abklingen.

Nagelbettinfektionen

Durch eingewachsene Nägel oder Pilzbefall können entzündete Stellen unter Zehen- oder Fingernägeln entstehen.

• Betupfen: Tränken Sie ein Stück Watte oder Mull mit der reinen Teebaumessenz und legen Sie dies ca. 5 Minuten auf den betroffenen Nagel. Mehrmals täglich wiederholen.

• Nagelöl:

10 ml	Jojobaöl
5 ml	Weizenkeimöl
20 Tropfen	Teebaumöl

Mischen Sie die Zutaten und tragen Sie das Öl mehrmals täglich auf. Das Teebaumöl läßt die Entzündung rasch zurückgehen und wirkt schmerzlindernd und kühlend.

NEURODERMITIS

Diese Hautkrankheit ist oft mit starkem Juckreiz verbunden sowie mit Ekzembildung hauptsächlich an Nacken, Hals, Ellenbogen, Kniekehlen und den Innenflächen der Oberschenkel. Zur unterstützenden Behandlung ist das Teebaumöl sehr hilfreich.

• Körperbalsam:	100 ml	Jojobaöl
	15 gr	Bienenwachs
	10 ml	Teebaumöl

Erwärmen Sie das Jojobaöl mit dem Bienenwachs auf ca. 70°C. Nachdem das Bienenwachs geschmolzen ist, lassen Sie es wieder bis auf ca. 40 °C abkühlen. Geben Sie jetzt das Teebaumöl dazu und lassen Sie die Mischung restlos erkalten. Tragen Sie den Balsam mehrmals täglich dünn auf.

• Badeöl:	200 ml	Schlagsahne
	10 ml	Jojobaöl
	15 Tropfen	Teebaumöl

Mischen Sie die Zutaten und geben Sie diese in die gefüllte Badewanne. (Badedauer ca. 15-20 Minuten, 2 x wöchentlich.)

• Betupfen: Im akuten Stadium können Sie auch die pure Essenz auf ein Wattebällchen oder ein Stück Mull träufeln und die betroffene Stelle damit betupfen.

• Kompressen:	Befeuchten Sie ein Baumwolltuch mit Teebaumhydrolat und legen Sie es auf die betroffene Hautstelle. Decken Sie noch ein trockenes Tuch darüber und lassen Sie die Kompresse 5 Minuten einwirken. Dieser Vorgang sollte mehrmals wiederholt werden.

Das Teebaumöl stillt vor allem erst einmal den starken Juckreiz. Es verhindert Entzündungen, die durch das Aufkratzen der Hautoberfläche leicht entstehen, und es regt die Regenerationskräfte der Hautzellen an.

Ohrenschmerzen

Zusammen mit anderen Erkältungskrankheiten tritt oft eine Entzündung des Innenohrs auf.

• Ohröl:	1 Eßlöffel	Jojobaöl
	3 Tropfen	Teebaumöl

Mischen Sie beide Zutaten und erwärmen Sie die Mischung auf Körpertemperatur. Träufeln Sie mit einer Pipette 3 Tropfen in das betroffene Ohr. Bei Bedarf wiederholen.

• Kompresse:	1 Liter	Wasser
	10 Tropfen	Teebaumöl

Verrühren Sie das Teebaumöl im heißen Wasser. Tränken Sie ein Baumwolltuch damit, legen Sie es über das schmerzende Ohr und decken Sie das Ganze mit einem trockenen Tuch ab. Sobald die Kompresse lauwarm wird, erneuern Sie den Umschlag. Mehrmals wiederholen.
Das Teebaumöl lindert die Schmerzen und bringt die Entzündung zum Abklingen.

Prellungen

Unter einer Prellung versteht man eine durch Schlag oder Stoß hervorgerufene Blutung unter der Hautoberfläche. Oberflächlich treten Hautverfärbungen und Schwellungen auf.

- Betupfen: Tränken Sie einen Wattebausch oder ein Stückchen Mull mit reinem Teebaumöl und tupfen Sie die Essenz auf die betroffene Stelle.

- Kompresse: Tränken Sie ein Baumwolltuch mit kaltem Teebaumhydrolat. Bedecken Sie die geschädigte Stelle damit. Decken Sie ein trockenes Tuch darüber und erneuern Sie das Ganze, wenn die Auflage lauwarm geworden ist! Mehrmals wiederholen.

- Prellungssalbe:

90 ml	Jojobaöl
10 ml	Weizenkeimöl
15 gr	Bienenwachs
5 ml	Teebaumöl

Erwärmen Sie Jojoba- und Weizenkeimöl mit dem Bienenwachs auf ca. 70°C. Wenn das Bienenwachs geschmolzen ist, nehmen Sie das Gefäß von der Kochstelle und lassen die Mischung abkühlen. Bei ca. 40°C geben Sie dann noch das Teebaumöl dazu. Anschließend vollständig erkalten lassen. Nach den ersten Behandlungen mit purer Essenz oder Hydrolat sollten Sie die Salbe mehrmals täglich auftragen.

Das Teebaumöl dringt durch die Hautoberfläche und beschleunigt die Heilung des geschädigten Gewebes. Es wirkt kühlend, abschwellend und schmerzlindernd.

Rheumatismus

Diese zusammenfassende Bezeichnung wird für diverse Erkrankungen der Binde- und Stützgewebe verwendet, die fließende, ziehende Schmerzen erzeugen.

• Massageöl:	50 ml	Jojobaöl
	50 ml	Mandelöl
	3 ml	Teebaumöl

Mischen Sie die Öle miteinander. Verwenden Sie das Öl am besten leicht angewärmt zur Massage oder als Körperöl.

• Badeöl:	200 ml	Schlagsahne
	10 ml	Jojobaöl
	15 Tropfen	Teebaumöl

Lassen Sie erst die Badewanne vollaufen, bevor Sie die fertige Mischung hinzugeben. Die Badedauer beträgt 10-15 Minuten bei 35-38 °C. Das Teebaumöl wirkt stark schmerzlindernd, durchblutungsfördernd und entspannend.

Scheideninfektionen
durch Trichomonaden und Pilze

Bakterielle oder durch Pilze verursachte Entzündungen der Scheidenschleimhaut treten meist mit folgenden Symptomen auf: Ausfluß, Jucken, Brennen und mitunter Schmerzen beim Geschlechtsverkehr.

• Scheidenspülung: Machen Sie einen Einlauf mit Teebaumhydrolat, das Sie vorher auf Körpertemperatur erwärmt haben. Wiederholen Sie diese Behandlung 2 x täglich, bis die Beschwerden abgeklungen sind.

- Tampon: Träufeln Sie auf einen Tampon 3-5 Tropfen Teebaumöl und führen Sie ihn in die Scheide ein. Sie sollten den Tampon 4-5 x täglich erneuern. Nach wenigen Tagen werden die Beschwerden abklingen.

Das Teebaumöl stillt den Juckreiz, lindert Brennen und Schmerz, läßt die Entzündung zurückgehen und fördert die Regeneration der Schleimhaut.

VERBRENNUNGEN

Es gibt viele Formen der Verbrennung: den klassischen Sonnenbrand, Kontakt mit offenem Feuer oder Verbrühungen mit heißer Flüssigkeit, um nur einige zu nennen. Verbrennungen werden in 4 Grade unterteilt, je nach Tiefe der Schädigung.

- Teebaumöl pur: Wenn Sie sich beispielsweise den Finger an einer Kerze verbrannt haben, geben Sie sofort reines Teebaumöl auf die betroffene Stelle. Sie können auch ein Stück Mull tränken und auflegen.

- Teebaumhydrolat: Bei einem schmerzenden Sonnenbrand geben Sie das Hydrolat in einen Blumensprüher und besprühen die geschädigte Haut damit. Mehrmals wiederholen.

Das Teebaumöl wirkt kühlend, schmerzlindernd, verhindert Blasenbildung und hilft der Haut, sich schnell wieder zu erholen.

WARZEN

Warzen entstehen durch eine Virusinfektion der Haut.

- Betupfen: 3 x täglich einen Tropfen Teebaumöl auf die Warze gebracht, bringt diese nach wenigen Tagen zum Verschwinden. Das Teebaumöl tötet die Viren und stärkt die körpereigenen Abwehrkräfte, ohne hautreizend zu wirken!

WUNDEN, SCHLECHT HEILENDE

Die Wundheilung wird stark erschwert, wenn Infektionserreger eingedrungen sind und sich in der Wunde vermehren. Rötung, Eiterbildung und Schmerzen sind die Folge.

- Teebaumöl pur: Tränken Sie ein steriles Stück Mull mit reinem Teebaumöl, legen Sie es auf die Wunde und wickeln Sie locker eine Binde darum. (3 x täglich erneuern.)

- Kompresse: Tränken Sie ein ausgekochtes Stück Baumwolltuch mit Teebaumhydrolat und legen Sie es auf die Wunde; (mehrmals erneuern.)

Die Wirksamkeit des Teebaumöls steigert sich, wenn es mit Blut oder Eiter in Berührung kommt. Deshalb ist es ideal zur Heilung infizierter Wunden. Es tötet die Infektionserreger, verflüssigt den Eiter und leitet ihn ab. Die Haut wird zur Bildung neuer Zellen angeregt, und die Wunde heilt in wenigen Tagen ab, ohne Narben und Schädigungen zu hinterlassen.

WUNDLIEGEN

Wundliegen tritt bei Patienten auf, die über längere Zeit in einer fixen Position liegen müssen. Die betroffenen Hautpartien werden nicht mehr genügend durchblutet, es fehlen Luft und Licht, immer mehr Zellen sterben ab. Offene Hautstellen und Entzündungen sind die Folge.

• Waschungen: Führen Sie vorbeugend oder bei geringer Schädigung mindestens 2 x täglich eine Waschung mit unverdünntem Teebaumhydrolat durch. Kompressen, die ca. 5 Minuten auf der betroffenen Stelle liegenbleiben und mehrmals erneuert werden, wirken noch intensiver als Waschungen.

Bei offenen Wunden verfahren Sie, wie im Abschnitt „Wunden, schlecht heilende" beschrieben.
Das Teebaumöl wirkt erfrischend, zellregenerierend und -neubildend, durchblutungsfördernd und entzündungshemmend. Rechtzeitig angewandt verhindert es das Wundliegen und seine Begleiterscheinungen.

ZAHNBESCHWERDEN

Zahnschmerzen können viele Ursachen haben. Von Karies über Zahnfleischentzündung bis zu Nervenirritationen. Als Erste Hilfe können Sie folgendes tun:

• Teebaumöl pur: Geben Sie auf die Spitze eines Wattestäbchens reines Teebaumöl und bestreichen Sie damit Zahn und Zahnfleisch. (Mehrmals wiederholen.)

- Mundspülung: Nehmen Sie einen Schluck Teebaumhydrolat in den Mund und spülen Sie damit den gesamten Mundraum. (Mehrmals täglich wiederholen.)

- Zahnpasta: Putzen Sie Ihre Zähne 2 x täglich mit Tea Tree Zahnpasta. Ein Rezept zum Selbermachen finden Sie im Kosmetikteil. Die Eigenbehandlung sollte allerdings nicht einen Besuch beim Zahnarzt ersetzen. Das Teebaumöl wirkt schmerzlindernd, kühlend und entzündungshemmend.

Anwendung im Alltag

Putzen und Waschen

Die stark desinfizierende Wirkung des Teebaumöls bietet vielfältige Einsatzmöglichkeiten im Haushalt. Mittlerweile gibt es fast alle Reinigungsmittel als Neutral- oder Essigreiniger vollständig biologisch abbaubar. Diese sollten Sie bevorzugt benutzen und das Teebaumöl nachträglich hinzufügen.

Neutralseife

Geben Sie zu einer flüssigen Neutralseife auf 100 ml 10 Tropfen Teebaumöl. Diese Tea Tree Seife ist zum Händewaschen hervorragend geeignet, da sie kleine Wunden, Schnitte und Hautabschürfungen desinfiziert und die Heilung fördert.

Als Universalreiniger benutzt, verhindert sie die Schimmelbildung in Naßräumen, desinfiziert Toiletten und Abfalleimer, verbreitet eine klare Luftatmosphäre und vertreibt Küchenschaben, Asseln und andere „Mitbewohner".

Bei der Verwendung als Spülmittel erhalten Sie ebenfalls die reinigende und klärende Wirkung und tun gleichzeitig Ihren Händen etwas Gutes.

Waschmittel

Besorgen Sie sich ein kaum oder gar nicht beduftetes Waschmittel. Wenn Sie die vorgegebene Menge in das Spülfach der Waschmaschine gegeben haben, träufeln Sie 10-15 Tropfen Teebaumöl auf das Pulver. Das Öl gibt Ihrer Wäsche einen krautig-herben und frischen Duft. Mit dem Teebaumöl haben Sie die Möglichkeit, den stark zunehmenden allergischen Reaktionen auf Waschmittel vorzubeugen.

Fensterputzmittel

Geben Sie einem neutralen Fensterputzmittel auf 100 ml 10 Tropfen Teebaumöl zu. Die Essenz hat einen luftreinigenden Effekt; ferner beseitigt es die Schimmelbildung und andere Pilze an älteren Holzrahmen.

Schädlinge

Kleider- und Mehlmotten

Reiben Sie Ihren Naturholzschrank innen mit einer Mischung aus 9 Teilen Jojobaöl und einem Teil Teebaumöl ein. Das Jojobaöl ist Balsam für ausgetrocknetes Naturholz, und das Teebaumöl vertreibt Motten, Holzwürmer, Spinnen und anderes Getier.

Mücken und andere stechende Insekten

Das Teebaumöl hält diese Plagegeister auf Abstand.

- Duftende Kerzen: Wenn eine Kerze eine Weile gebrannt hat, bildet sich um den Docht ein kleiner See aus flüssigem Wachs. Blasen Sie die Kerze aus und träufeln Sie 3 Tropfen Teebaumöl in das flüssige Wachs. Dann können Sie die Kerze wieder anzünden und haben damit eine Duftkerze. VORSICHT! Ätherisches Öl niemals in offene Flammen tropfen, es ist sehr leicht brennbar!

Wenn Sie viele Kerzenreste gesammelt haben, können Sie diese einschmelzen und eine neue Kerze daraus gießen. Tropfen Sie ins flüssige Wachs Teebaumöl, haben Sie im Handumdrehen eine Anti-Mücken-Kerze hergestellt.

- Aromalampe: Geben Sie in die mit Wasser gefüllte Schale einer Aromalampe 10 Tropfen Teebaumöl, zünden Sie das Teelicht an, und innerhalb weniger Minuten haben Sie im näheren Umkreis eine mückenfreie Zone geschaffen.

• Duftsteine u. -hölzer: Den gleichen Effekt erreichen Sie, wenn Sie einige Tropfen Teebaumöl auf einen Tonstein oder ein Stück Holz geben. Ton und Holz geben den Duft langsam an die Raumluft ab. Je höher die Temperatur, desto schneller und stärker stellt sich der gewünschte Effekt ein.

Pflanzenschädlinge

Sind Ihre Zimmerpflanzen von Blattläusen und Spinnmilben befallen, dann geben Sie auf 1 Liter Gießwasser 1 ml Teebaumöl.
Da Wasser und ätherisches Öl sich nicht mischen, müssen Sie vor dem Gießen jeder Pflanze das Gießwasser kurz durchrühren. Wiederholen Sie diese Behandlung im Abstand von 2-3 Tagen über einen Zeitraum von ca. 3 Wochen.

Auf Reisen

Autorefresher

Vielen sind die duftenden Anhänger bekannt, die meist am Rückspiegel hängen. Mit den dafür oft verwendeten synthetischen Beduftungen tun Sie sich jedoch keineswegs etwas Gutes.
Es ist sehr einfach, sich selbst kleine duftende Anhänger herzustellen. Als Material eignen sich unbehandeltes Holz, Filz, Vliespapier, Stoff, Pappe usw. Einige wenige Tropfen Teebaumöl aufgeträufelt wirken konzentrationsfördernd, erfrischend und reinigend.

Reisekrankheit

Wenn Ihnen in Flugzeug, Auto oder Schiff leicht übel wird, geben Sie auf ein Papiertaschentuch 2-3 Tropfen Teebaumöl und inhalieren Sie den Duft. Bei den ersten Anzeichen angewendet, können Sie die ausgeprägten Symptome der Reisekrankheit verhüten.

Muffige Hotelzimmer

Die einfachste Methode, den schlechten Geruch zu bekämpfen, besteht darin, 1-2 Tropfen Teebaumöl auf die kalte Glühbirne einer Zimmerlampe zu träufeln. Wenn Sie das Licht anschalten, verbreitet sich in Sekunden der wohltuende, reinigende Duft des Teebaumöls.

Tierpflege

Das Teebaumöl wird generell von den meisten Haustieren geruchlich gut angenommen. Die folgenden Anwendungen sind in erster Linie für Hunde und Katzen gedacht. Sie sind aber auch übertragbar auf Kaninchen, Hamster, Mäuse etc.

Augen, vereiterte

Tränken Sie einen Wattebausch mit Teebaumhydrolat und wischen Sie von außen nach innen über das infizierte Auge. Der Eiter löst sich, und Sie können ihn leicht entfernen. Die desinfizierende Wirkung des Teebaumöls läßt die Entzündung zurückgehen. Mehrmals täglich wiederholen.

Ekzeme

Behandeln Sie diese trockenen Stellen ebenfalls mit unverdünntem Teebaumhydrolat. Tränken Sie einen Wattebausch damit und betupfen Sie mehrmals täglich die Stelle. Das Hautbild wird sich in wenigen Tagen wieder normalisieren.

Flöhe

Wenn sich Ihr Vierbeiner gerne bürsten läßt, geben Sie 3-4 Tropfen Teebaumöl auf die Bürste und streichen Sie wie gewohnt über das Fell. Ist die Bürste jedoch eher ein Grund zum Weglaufen, massieren Sie 2 Tropfen Teebaumöl direkt in den Nacken des Tieres ein, dort wo Zunge und Pfoten nicht heranreichen. Wiederholen Sie dies alle 2 Tage, wird die Flohplage nach etwa einer Woche ein Ende haben. Eine zusätzliche Wäsche mit einem Shampoo, dem Sie einige Tropfen Teebaumöl hinzugefügt haben, beschleunigt das Verschwinden der Flöhe.

Ohrmilben

Verwenden Sie auch hier einen mit Teebaumhydrolat getränkten Wattebausch. Führen Sie diesen in ein Ohr ein und geben Sie mit einem Finger leichten Gegendruck von außen, so erreichen Sie auch die schwer zugänglichen Stellen. Wiederholen Sie diese Prozedur alle 2-3 Wochen.

Pilze

Tragen Sie mit einem Wattestäbchen 2 x täglich, eine Woche lang, pures Teebaumöl auf die befallene Stelle auf. Gerade gegen Pilze wirkt das Teebaumöl besonders stark, so daß Sie in wenigen Tagen diese Sorge wieder los sind.

Wunden und kleine Verletzungen

Tupfen Sie 2 x täglich reines Teebaumöl auf die Verletzung. Sie verhindern dadurch eine Infektion der Wunde und beschleunigen die Heilung, da das Teebaumöl zellerneuernd wirkt.

Zecken

Tränken Sie einen Wattebausch mit reinem Teebaumöl und halten Sie es ca. eine Minute auf die Zecke. In dieser Zeit stirbt die Zecke, und Sie können sie mit einer Pinzette herausdrehen. Achten Sie darauf, daß der Kopf der Zecke mitentfernt wird. Tragen Sie dann noch

2-3mal pures Teebaumöl auf diese Stelle auf, um eine Infektion zu verhindern.
Bei Hunden empfiehlt es sich, ein Shampoo zu benutzen, das einen Zusatz von Teebaumöl enthält. Die regelmäßige Anwendung hebt die Widerstandskraft Ihres Vierbeiners gegen alle erdenklichen Krankheiten, macht ein glänzendes, gepflegtes Fell und desinfiziert kleine Verletzungen.

Bitte beachten Sie folgende Hinweise zur Verwendung des Teebaumöls:

- Vermeiden Sie Augenkontakt.
- Bewahren Sie die Essenz kühl auf und setzen Sie sie nicht anhaltender Wärme oder Sonnenbestrahlung aus.
- Achten Sie darauf, das Teebaumöl für Kinder unzugänglich aufzubewahren.
- Bringen Sie die leicht entflammbare Essenz nicht mit offenem Feuer in Kontakt.
- Die vorliegenden Beschreibungen sollen nicht den Besuch eines fachkundigen Arztes ersetzen.

LITERATURVERZEICHNIS

Davis, Patricia, „Aromatherapie von A-Z", Knaur, München 1990

Drury, Susan, „Die Geheimnisse des Teebaums", Windpferd, Aitrang 1990

Eckstein, Dr. R.A., „Biokosmetik", Fritz-Mayer-Verlag, Leutershausen 1996

Jünemann, Monika, „Aromakosmetik", Windpferd, Aitrang 1990

Keller, Erich, „Das Handbuch der Ätherischen Öle" Goldmann, München 1989

Keller, Erich, „Essenzen der Schönheit", Goldmann, München 1990

Kraus, Michael, „Ätherische Öle für Körper, Geist und Seele", Simon & Wahl, Gaimersheim 1990

Kraus, Michael, „Aromatherapie für jeden Tag", Simon & Wahl, Gaimersheim 1991

Olsen, Cynthia, „Die Teebaumöl Hausapotheke", Windpferd, Aitrang 1994

Schwartau, Silke, „Der Kosmetiktester", Rowohlt, Reinbek 1990

Tisserand, Robert, „Das Aromatherapie Heilbuch", Windpferd, Aitrang 1990

Valnet, Jean, „Aromatherapie", Heyne, München 1989

Winter/Kraus, „Praktische Aromakosmetik", Simon & Wahl, Gaimersheim 1993

Winter/Kraus, „Kinderaromatherapie", Simon & Wahl, Gaimersheim 1994

Wolf, Peter, „Die kleinste Hausapotheke der Welt" Taoasis, Lemgo 1995 (Hinweise zur Verwendung des Teebaumöls)

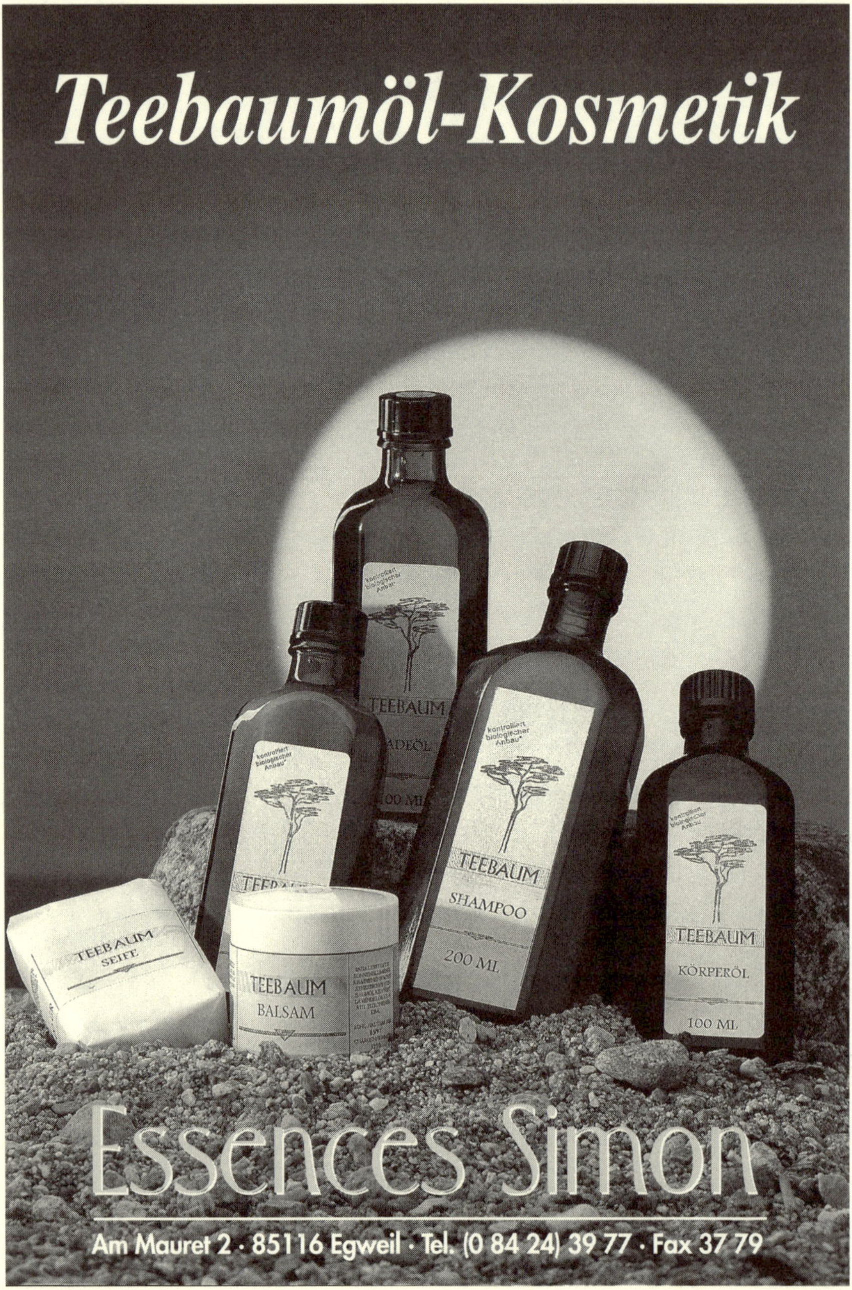

Teebaumöl-Kosmetik
TEEBAUM
SEIFE
TEEBAUM
BALSAM
TEEBAUM
SHAMPOO
200 ML
TEEBAUM
KÖRPERÖL
100 ML
Essences Simon
Am Mauret 2 · 85116 Egweil · Tel. (0 84 24) 39 77 · Fax 37 79